Mejorar la elasticidad del busto: una guía completa para la salud de los senos

Margaret Holden

Tabla de contenido

Capítulo 1
Introducción

En el ámbito de la belleza y el bienestar, el deseo de una salud física y una apariencia óptimas es una aspiración compartida. El enfoque de esta guía completa está en un aspecto específico del bienestar que tiene importancia para muchas personas: la elasticidad del busto. Este capítulo introductorio prepara el escenario para nuestro viaje hacia la comprensión de la importancia de mejorar la elasticidad del busto, explorando la ciencia subyacente y descubriendo formas efectivas de lograr y mantener senos más sanos y resistentes.

La importancia de la elasticidad del busto:

Los senos no solo son un símbolo de feminidad, sino que también juegan un papel vital en el bienestar físico y emocional. La elasticidad del busto, la capacidad del tejido mamario para estirarse y recuperarse, es un factor clave para mantener la apariencia juvenil y la funcionalidad de los senos. Influye en aspectos que van desde la postura y la comodidad hasta la confianza corporal y la salud en general. Como tal, comprender cómo mejorar y preservar la elasticidad del busto no se trata solo de estética, sino de promover el cuidado personal y la positividad corporal.

Un viaje a la ciencia:

Para comprender realmente el concepto de elasticidad del busto, profundizamos en los fundamentos científicos que dan forma a la salud de los senos. Exploramos la intrincada red de fibras de colágeno y elastina que contribuyen a la firmeza de los senos, las influencias hormonales que afectan la estructura del tejido y el papel de la genética en la determinación de las características del busto. Al desentrañar la ciencia, nos capacitamos con conocimiento para tomar decisiones informadas sobre la salud de nuestro busto.

Bienestar Holístico y Elasticidad del Busto:

Esta guía adopta un enfoque holístico para la aptitud del busto, reconociendo la interconexión de los factores físicos, emocionales y de estilo de vida. Enfatiza la importancia de la nutrición, el ejercicio, el cuidado de la piel, la postura y el manejo del estrés para nutrir la elasticidad del busto. Al reconocer los diversos componentes que contribuyen a la salud del busto, obtenemos un conjunto de herramientas completo para mantener un bienestar integral.

Un viaje personalizado:

El cuerpo de cada individuo es único y no existe un enfoque único para mejorar la elasticidad del busto. A lo largo de esta guía, exploraremos ejercicios personalizables, consejos dietéticos y prácticas de cuidado personal que se pueden adaptar a sus necesidades y preferencias específicas. Ya sea que esté buscando prevenir la flacidez, reducir las estrías o simplemente promover un busto más saludable, esta guía tiene como objetivo brindarle las herramientas y los conocimientos para embarcarse en un viaje personalizado hacia una mayor elasticidad del busto.

En los capítulos que siguen, profundizaremos en la ciencia, las estrategias y los consejos prácticos que pueden empoderarte para cuidar proactivamente la salud de tu busto. Desde comprender el papel del colágeno hasta descubrir ejercicios efectivos y rutinas de cuidado de la piel, nuestra exploración te brindará el conocimiento y la confianza para emprender tu camino hacia la elasticidad óptima del busto y el bienestar general.

Capítulo 2: La ciencia detrás de la elasticidad del busto

La belleza y la funcionalidad de los senos están íntimamente ligadas a sus estructuras biológicas subyacentes. En este capítulo profundizaremos en los fundamentos científicos de la elasticidad del busto, la notable cualidad que permite que el tejido mamario se estire, se adapte y vuelva a su forma original. Al comprender los procesos fisiológicos y los factores que contribuyen a la elasticidad del busto, obtenemos información sobre cómo apoyar y mejorar este aspecto esencial de la salud mamaria.

Colágeno y elastina: los arquitectos de la elasticidad

En el corazón de la elasticidad del busto se encuentra un dúo dinámico de proteínas: colágeno y elastina. El colágeno brinda soporte estructural al tejido mamario, mientras que la elastina imparte resiliencia y flexibilidad. Juntos, forman una red de fibras que dan firmeza y capacidad de retroceso a los senos. Exploraremos cómo interactúan estas proteínas y cómo su presencia en el tejido mamario contribuye a la naturaleza flexible y resistente del busto.

Hormonas y Salud del Busto

Las hormonas juegan un papel fundamental en la formación de los senos a lo largo de varias etapas de la vida. Descubriremos cómo las hormonas, como el estrógeno y la progesterona, influyen en el desarrollo, el tamaño y la elasticidad de los senos. Las fluctuaciones hormonales, que ocurren durante la pubertad, la menstruación, el embarazo y la menopausia, pueden afectar la composición y estructura del tejido mamario. Al comprender estos cambios hormonales, podemos apreciar sus efectos sobre la elasticidad del busto y explorar estrategias para optimizar el equilibrio hormonal.

Genética y características del busto

Nuestra composición genética contribuye significativamente a las características únicas de nuestros senos. Ciertos genes influyen en el tamaño, la forma y la elasticidad de los senos. Profundizaremos en los factores hereditarios que determinan las características del busto y examinaremos cómo la genética se cruza con las elecciones de estilo de vida y las influencias ambientales. Comprender los fundamentos genéticos de la salud del busto nos permite tomar decisiones informadas para apoyar y mantener la elasticidad del busto.

La vida útil de la elasticidad del busto

La elasticidad del busto no es una cualidad estática sino una característica dinámica que evoluciona con el tiempo. Exploraremos cómo factores como el envejecimiento, las fluctuaciones de peso y el embarazo pueden afectar la capacidad de estiramiento y retracción del tejido mamario. A medida que obtengamos información sobre cómo el paso del tiempo afecta la elasticidad del busto, podemos explorar estrategias proactivas para preservarlo y mejorarlo a lo largo de varias etapas de la vida.

La interacción de la nutrición y la salud del busto

La nutrición es la piedra angular de la salud en general y su impacto se extiende a la elasticidad del busto. Discutiremos los nutrientes esenciales para la producción de colágeno y elastina, así como los alimentos que promueven la salud y la vitalidad de los tejidos. Al comprender el papel de la nutrición en el apoyo a la elasticidad del busto, nos capacitamos para tomar decisiones dietéticas que contribuyan a la salud a largo plazo de nuestros senos.

Aprovechando la ciencia para el cuidado del busto

A medida que viajamos a través de las complejidades de la ciencia detrás de la elasticidad del busto, obtenemos una apreciación más profunda de la complejidad del tejido mamario y su capacidad de respuesta a las influencias internas y externas. Armados con este conocimiento, estamos mejor equipados para tomar decisiones de estilo de vida informadas, participar en ejercicios específicos y adoptar prácticas de cuidado de la piel que nutren y mejoran la elasticidad del busto. Este capítulo sirve como base para las estrategias prácticas que exploraremos en los capítulos siguientes, ofreciendo una comprensión basada en la ciencia de cómo cuidar y promover la elasticidad de su busto.

Capítulo 3: Nutrición para la salud del busto

En este capítulo, cambiamos nuestro enfoque al papel vital que juega la nutrición en el apoyo y mantenimiento de la salud y la elasticidad del busto. Así como una dieta balanceada contribuye al bienestar general, los nutrientes específicos y las elecciones dietéticas pueden tener un impacto profundo en la resistencia, el tono y la apariencia del tejido mamario. Al comprender los nutrientes clave involucrados y tomar decisiones dietéticas informadas, podemos nutrir proactivamente la salud de nuestro busto desde adentro hacia afuera.

Nutrientes esenciales para la elasticidad del busto

Ciertos nutrientes son particularmente cruciales para mantener la salud de las fibras de colágeno y elastina dentro del tejido mamario. Exploraremos la importancia de nutrientes como la vitamina C, que ayuda en la producción de colágeno, y la vitamina E, que actúa como antioxidante para proteger los tejidos del daño. Los minerales como el zinc y el cobre juegan un papel integral en la reparación y el mantenimiento de los tejidos. Al incorporar estos nutrientes esenciales en nuestra dieta, podemos promover la elasticidad y vitalidad de nuestro busto.

Alimentos que promueven la producción de colágeno y elastina

El dicho "eres lo que comes" es cierto cuando se trata de apoyar la elasticidad del busto. Profundizaremos en los alimentos que son ricos en nutrientes que generan colágeno, como proteínas magras (p. ej., aves, pescado, frijoles) y verduras (p. ej., pimientos, verduras de hoja verde). Los alimentos ricos en antioxidantes, como las bayas y las nueces, también contribuyen a la salud de la piel y los tejidos. Al elegir una dieta abundante en estos alimentos que estimulan el colágeno, podemos optimizar las condiciones para un tejido mamario saludable.

La hidratación y sus efectos en la salud del busto

Mantenerse adecuadamente hidratado a menudo se pasa por alto, pero es esencial para mantener la salud de todos los tejidos corporales, incluido el tejido mamario. Exploraremos el papel del agua en la promoción de la salud celular y el mantenimiento de la elasticidad de la piel. La deshidratación puede provocar sequedad y reducción de la flexibilidad de la piel, lo que podría afectar la apariencia y la salud del busto. Al priorizar la hidratación, apoyamos la salud general y la vitalidad de nuestros senos.

Nutrición para el Equilibrio Hormonal

Las fluctuaciones hormonales pueden afectar la salud y la elasticidad del busto. Discutiremos cómo ciertos nutrientes, como los ácidos grasos omega-3 que se encuentran en los pescados grasos, pueden ayudar a regular los niveles hormonales y reducir la inflamación. Equilibrar las hormonas a través de elecciones dietéticas puede contribuir a un entorno más estable para el tejido mamario, afectando positivamente su elasticidad y bienestar general.

Alimentos antiinflamatorios para la salud del busto

La inflamación crónica puede afectar la salud y la elasticidad de los tejidos. Exploraremos el papel de los alimentos antiinflamatorios, como la cúrcuma, el jengibre y el té verde, para reducir la inflamación y promover la salud general del busto. Al incorporar estos alimentos en nuestras dietas, podemos crear un entorno que apoye la longevidad y la elasticidad del tejido mamario.

Creación de una dieta rica en nutrientes para la salud del busto

Desarrollar una dieta que promueva la salud del busto requiere un enfoque holístico. Brindaremos orientación sobre cómo crear comidas completas que incorporen una variedad de nutrientes necesarios para una elasticidad óptima. Al adoptar una amplia gama de alimentos ricos en nutrientes, podemos maximizar los beneficios para nuestro busto y nuestra salud en general.

Estrategias dietéticas a largo plazo para la elasticidad del busto

La nutrición es una inversión a largo plazo en salud, y las decisiones que tomamos hoy pueden afectar nuestro bienestar en el futuro. Discutiremos estrategias dietéticas sostenibles para mantener la elasticidad del busto a lo largo del tiempo. Al adoptar una dieta balanceada y rica en nutrientes y tomar decisiones dietéticas conscientes, podemos contribuir a la salud y vitalidad duraderas de nuestro busto.

A medida que exploramos la relación entre la nutrición y la salud del busto, obtenemos una comprensión más profunda de cómo nuestras elecciones dietéticas influyen en la elasticidad y la apariencia de nuestros senos. Al incorporar estos conocimientos en nuestra vida diaria, podemos aprovechar el poder de la nutrición para respaldar nuestra búsqueda de una mayor elasticidad del busto y bienestar general.

Capítulo 4: Ejercicios centrados en el busto

En este capítulo, cambiamos nuestra atención al aspecto físico de mejorar la elasticidad del busto a través de ejercicios específicos. Así como la actividad física regular beneficia la salud en general, los ejercicios específicos pueden ayudar a fortalecer y tonificar los músculos que brindan soporte al área del busto. Al incorporar una variedad de ejercicios enfocados en el busto en su rutina de ejercicios, puede promover el compromiso muscular, la mejora de la postura y la apariencia mejorada del busto.

Comprender los músculos del busto

Antes de sumergirse en los ejercicios, es importante que se familiarice con los músculos que contribuyen al soporte y la apariencia del busto. Exploraremos los músculos pectorales, que se encuentran debajo de los senos y juegan un papel clave en el mantenimiento de la firmeza y elevación de los senos. Comprender cómo funcionan estos músculos proporcionará contexto para los ejercicios que siguen.

Ejercicios efectivos para los músculos del busto

Profundizaremos en una variedad de ejercicios que se enfocan específicamente en los músculos pectorales. Estos ejercicios pueden incluir flexiones, presiones de pecho, vuelos con mancuernas y ejercicios con bandas de resistencia. Cada ejercicio se explicará en detalle, destacando los grupos musculares que se están ejercitando y la forma adecuada para maximizar la eficacia y la seguridad.

Incorporación de entrenamiento de resistencia para la firmeza del busto

El entrenamiento de resistencia es una herramienta poderosa para mejorar la elasticidad del busto. Discutiremos los beneficios de usar pesas o bandas de resistencia para desafiar los músculos y estimular el crecimiento. Al aumentar progresivamente la resistencia con el tiempo, puede mejorar gradualmente la fuerza y el tono de los músculos pectorales, lo que lleva a mejorar el soporte y la apariencia del busto.

Yoga y estiramientos para la flexibilidad del busto

La flexibilidad es un aspecto integral de la salud del busto y la postura. Exploraremos cómo el yoga y los estiramientos pueden promover la flexibilidad y la movilidad en el pecho, los hombros y la espalda, áreas que contribuyen a la apariencia general del busto. Los estiramientos suaves y las posturas de yoga pueden ayudar a prevenir la tensión muscular y mejorar la circulación, apoyando la elasticidad del busto.

Crear una rutina de ejercicios centrada en el busto

Construir una rutina de ejercicios completa que apunte a los músculos del busto requiere una planificación cuidadosa. Discutiremos cómo estructurar sus entrenamientos para incorporar ejercicios centrados en el busto junto con entrenamientos cardiovasculares y de cuerpo completo. Un enfoque equilibrado garantiza que aborde todos los aspectos de la forma física al tiempo que prioriza la salud del busto.

Entrenamiento Progresivo y Monitoreo de Resultados

Como cualquier esfuerzo de acondicionamiento físico, la consistencia y la progresión son clave. Profundizaremos en el concepto de sobrecarga progresiva, donde aumenta gradualmente la intensidad de sus ejercicios con el tiempo. Además, exploraremos métodos para realizar un seguimiento de su progreso y controlar los cambios en la apariencia del busto, el tono muscular y la fuerza general.

Personalizar su plan de ejercicios

Cada individuo es único y las preferencias de ejercicio varían. Brindaremos orientación sobre cómo adaptar su rutina de ejercicios centrada en el busto a su nivel de condición física, objetivos y preferencias. Ya sea que sea un principiante o tenga experiencia previa, la personalización garantiza que su plan de ejercicios se alinee con su viaje personal hacia una mayor elasticidad del busto.

Consideraciones y precauciones de seguridad

La seguridad en el ejercicio es primordial. Discutiremos las consideraciones de seguridad comunes y las precauciones que se deben tomar al participar en ejercicios centrados en el busto. La forma adecuada, las rutinas de calentamiento adecuadas y escuchar a su cuerpo son componentes esenciales de un régimen de ejercicio seguro y eficaz.

A medida que profundice en los ejercicios centrados en el busto, descubrirá una variedad de opciones para fortalecer y apoyar los músculos que contribuyen a la elasticidad del busto. Al incorporar estos ejercicios en su rutina de ejercicios y adoptar un enfoque holístico de la salud, puede embarcarse en un viaje para mejorar la fuerza, la apariencia y la vitalidad de su busto.

Capítulo 5: Mantener una postura adecuada

En este capítulo, exploramos el importante papel que desempeña una postura adecuada en la promoción de la salud, la apariencia y el bienestar general del busto. Si bien a menudo se pasa por alto, mantener una buena postura es esencial para prevenir la tensión en los músculos y ligamentos que sostienen el busto. Al comprender la importancia de la postura e incorporar prácticas conscientes en su rutina diaria, puede impactar positivamente en la elasticidad de su busto y contribuir a un físico seguro y saludable.

La importancia de la postura para la apariencia del busto

La postura adecuada no solo afecta su apariencia general, sino que también tiene un impacto directo en cómo se percibe su busto. Profundizaremos en cómo el encorvamiento o la mala postura pueden conducir a una presentación del busto menos que ideal, lo que podría contribuir a la flacidez y la incomodidad. Al mantener una postura erguida, crea un entorno más favorecedor y de apoyo para el busto.

Ejercicios para Mejorar la Postura y Alineación del Busto
Exploraremos una variedad de ejercicios y estiramientos diseñados para mejorar su postura y alinear la columna. Estos ejercicios pueden incluir apretones de omóplatos, pliegues de barbilla y ángeles de pared. Al involucrar los músculos que

soportan una postura adecuada, puede contrarrestar los efectos de estar sentado por mucho tiempo y otros hábitos comunes que contribuyen a una mala postura.

Ergonomía y Salud del Busto en las Actividades Diarias

Más allá del ejercicio, la forma en que realiza las actividades diarias, como sentarse, pararse y trabajar, afecta significativamente su postura y la salud del busto. Discutiremos los principios del diseño ergonómico y cómo crear entornos de apoyo que fomenten una postura adecuada. Al hacer pequeños ajustes en su espacio de trabajo y sus hábitos, puede mantener un estilo de vida que respete la postura.

Postura y Confianza

La postura adecuada no solo afecta la salud física, sino que también influye en su estado mental y emocional. Exploraremos la conexión entre la postura y la confianza, discutiendo cómo mantenerse erguido y ser dueño de su espacio puede aumentar la autoestima y la imagen corporal. Al reconocer el vínculo entre la postura y el bienestar emocional, puede cultivar una autopercepción positiva que se irradia desde adentro.

Incorporar prácticas de postura en la vida diaria

Brindaremos consejos prácticos y estrategias para incorporar prácticas para mejorar la postura en su rutina diaria. Desde controles de postura conscientes hasta la creación de recordatorios para usted mismo, estas estrategias simples pero efectivas pueden ayudarlo a desarrollar hábitos duraderos que respalden la salud del busto.

Cambios relacionados con la postura y la edad

A medida que envejecemos, mantener una postura adecuada se vuelve cada vez más importante para preservar la elasticidad del busto y prevenir la flacidez. Discutiremos cómo los cambios en la postura y el tono muscular relacionados con la edad pueden afectar el área del busto y compartiremos estrategias para contrarrestar estos efectos. Al adoptar prácticas para mejorar la postura, puede navegar el proceso de envejecimiento natural con gracia y confianza.

Bienestar Holístico y Postura

La postura adecuada es un aspecto integral del bienestar holístico. Exploraremos cómo la postura se alinea con otros elementos del bienestar, como la forma física, la salud emocional y el cuidado personal. Al reconocer la interconexión de estos aspectos, puede adoptar un enfoque integral del bienestar que respalde la elasticidad y la vitalidad general de su busto.

Mantenimiento de la postura a largo plazo

Mantener una postura adecuada es un compromiso de por vida. Discutiremos estrategias para mantener una buena postura a medida que navega por diferentes etapas de la vida, desde la adolescencia hasta la edad adulta y más allá. Al practicar constantemente técnicas para mejorar la postura, puede garantizar la salud y la apariencia continuas de su busto.

A medida que profundice en el mundo de la postura correcta, obtendrá información valiosa sobre cómo la alineación de su cuerpo afecta la salud de su busto y su bienestar general . Al incorporar prácticas para mejorar la postura en su vida diaria, puede crear una base de apoyo que contribuya a la elasticidad y vitalidad a largo plazo de su busto.

Capítulo 6: Cuidado de la piel y elasticidad del busto

En este capítulo, cambiamos nuestro enfoque al cuidado externo del área del busto a través de prácticas de cuidado de la piel que contribuyen a mantener su elasticidad, flexibilidad y salud en general. Así como priorizamos el cuidado de la piel de nuestro rostro y cuerpo, la piel del busto requiere atención y cuidado para asegurar su vitalidad y apoyar sus estructuras subyacentes. Al comprender las necesidades únicas del área del busto y adoptar rutinas de cuidado de la piel efectivas, puede nutrir su piel y mejorar su apariencia.

Comprender la anatomía de la piel del busto

Antes de profundizar en las prácticas de cuidado de la piel, es esencial comprender las características anatómicas de la piel del busto. Exploraremos la estructura y las características de la piel del busto, incluido su grosor, elasticidad y susceptibilidad a las estrías. Comprender estos factores proporcionará información sobre las necesidades específicas de cuidado de la piel del área del busto.

Elegir los productos adecuados para el cuidado de la piel

Discutiremos la importancia de seleccionar productos apropiados para el cuidado de la piel que se adapten a la delicada piel del busto. Desde limpiadores y humectantes hasta sueros y protectores solares, exploraremos ingredientes y formulaciones que promueven la salud y la elasticidad de la piel. Al tomar decisiones informadas, puede crear un régimen de cuidado de la piel que aborde las necesidades únicas del busto.

Técnicas de masaje para mejorar la elasticidad del busto

El masaje regular puede desempeñar un papel importante en el mantenimiento de la elasticidad de la piel y en la mejora de la circulación sanguínea en el área del busto. Profundizaremos en técnicas de masaje que estimulan la producción de colágeno, aumentan el drenaje linfático y promueven la salud general de la piel. Al incorporar estas técnicas a su rutina, puede contribuir a la flexibilidad y vitalidad del busto.

Prevención de Estrías y Laxitud de la Piel

Las estrías y la laxitud de la piel son preocupaciones comunes en el área del busto. Exploraremos estrategias para prevenir y minimizar la aparición de estrías, así como técnicas para mejorar la firmeza de la piel. Al adoptar un enfoque proactivo para el cuidado de la piel, puede trabajar para reducir el impacto de los factores que contribuyen a los cambios en la piel con el tiempo.

Hidratación y humectación para la piel del busto

La piel hidratada es más resistente y elástica. Discutiremos el papel de la hidratación y humectación adecuadas para mantener la salud y la apariencia del busto. Comprender cómo humectar y retener la hidratación de manera efectiva puede contribuir a una tez del busto más juvenil y vibrante.

Protección solar y exposición UV

El daño solar puede afectar la elasticidad y la salud de la piel. Exploraremos la importancia de la protección solar en el área del busto y discutiremos estrategias para proteger su piel de los dañinos rayos UV. Al adoptar prácticas seguras contra el sol, puede ayudar a prevenir el envejecimiento prematuro y mantener la integridad de la piel de su busto.

Rituales de cuidado de la piel para la salud del busto

Brindaremos orientación sobre cómo crear un ritual completo para el cuidado de la piel que incorpore limpieza, exfoliación, masaje, hidratación y protección solar. Una rutina constante de cuidado de la piel adaptada a las necesidades únicas del área del busto puede contribuir a su salud y vitalidad a largo plazo.

Remedios naturales y cuidado de la piel casero

Para aquellos interesados en enfoques naturales, exploraremos recetas y remedios caseros para el cuidado de la piel que se pueden preparar fácilmente en casa. Estos tratamientos naturales pueden complementar su rutina de cuidado de la piel y proporcionar nutrición adicional a la piel del busto.

Mantenimiento de la salud de la piel del busto

Por último, discutiremos estrategias para mantener los beneficios de sus esfuerzos de cuidado de la piel a lo largo del tiempo. Al practicar constantemente un cuidado de la piel efectivo y adaptar su rutina según sea necesario, puede apoyar la elasticidad y la apariencia de la piel de su busto a lo largo de las diferentes etapas de la vida.

A medida que explora el mundo del cuidado de la piel para la salud del busto, obtendrá información sobre cómo el cuidado externo puede contribuir a la elasticidad y vitalidad general del área del busto. Al incorporar estas prácticas de cuidado de la piel en su rutina diaria, puede nutrir su piel y contribuir a la salud y apariencia de su busto a largo plazo.

Capítulo 7: Factores de estilo de vida y lasticidad del busto

En este capítulo, examinamos cómo varios factores del estilo de vida influyen en la elasticidad del busto y en la salud general de los senos. Nuestros hábitos, elecciones y comportamientos diarios juegan un papel importante en la configuración de la condición de nuestros cuerpos, incluida la zona del busto. Al comprender el impacto de los factores del estilo de vida y tomar decisiones conscientes, puede contribuir de manera proactiva a la salud, la apariencia y la resistencia a largo plazo de su busto.

El papel de la nutrición en el estilo de vida

Revisamos el papel fundamental de la nutrición y su influencia directa en la salud del busto. Desde los alimentos que consumimos hasta el horario de nuestras comidas, exploraremos cómo las elecciones y los hábitos dietéticos afectan la calidad del tejido mamario, la producción de colágeno y la elasticidad general. Al adoptar una dieta balanceada y rica en nutrientes, puede alinear sus hábitos alimenticios con sus aspiraciones de una salud óptima del busto.

Hidratación y Estilo de Vida

La hidratación adecuada es crucial no solo para la salud en general, sino también para mantener la elasticidad de la piel y prevenir la sequedad. Discutiremos cómo los factores del estilo de vida, como la ingesta de líquidos, el consumo de cafeína y el consumo de alcohol, pueden afectar los niveles de hidratación y, en consecuencia, influir en la salud de la piel del busto y los tejidos subyacentes. Al priorizar la hidratación, apoyas la vitalidad y la elasticidad de tu busto.

Actividad Física y Salud del Busto

La actividad física regular es la piedra angular de un estilo de vida saludable y tiene un impacto directo en la elasticidad del busto. Exploraremos cómo un estilo de vida sedentario y la falta de ejercicio pueden contribuir al debilitamiento de los músculos, la mala circulación y la postura comprometida, factores que afectan la apariencia y el soporte del busto. Al incorporar movimiento y ejercicio en su rutina diaria, puede mejorar el tono muscular, la circulación y la salud general del busto.

Calidad del sueño y elasticidad del busto

El sueño es un proceso reparador que afecta varios aspectos de la salud, incluyendo la elasticidad y apariencia de la piel. Discutiremos la relación entre la calidad del sueño, la regeneración celular y el mantenimiento de un tejido mamario sano. Las estrategias para mejorar la higiene del sueño y priorizar un sueño reparador pueden contribuir a la salud a largo plazo de su busto.

Manejo del Estrés y Bienestar Emocional

El estrés crónico puede tener un impacto profundo en el cuerpo, incluida la zona del busto. Profundizaremos en los efectos de las hormonas del estrés en la producción de colágeno y elastina, así como en el potencial de los hábitos inducidos por el estrés, como la mala postura. Las estrategias para controlar el estrés, como la atención plena, las técnicas de relajación y las prácticas de cuidado personal, pueden influir positivamente en la elasticidad del busto y el bienestar general.

Consumo de Tabaco y Alcohol

Las elecciones que hacemos con respecto al consumo de tabaco y alcohol pueden afectar significativamente la salud y la elasticidad de la piel. Exploraremos cómo fumar y el consumo excesivo de alcohol pueden agotar los nutrientes esenciales de la piel, afectar la circulación y acelerar el envejecimiento. Comprender el impacto de estas sustancias en la salud del busto puede motivarte a tomar decisiones más saludables que respalden la elasticidad.

Control de peso y apariencia del busto

Mantener un peso saludable es esencial para la salud en general y tiene implicaciones para la apariencia del busto. Discutiremos cómo las fluctuaciones en el peso, tanto el aumento como la pérdida de peso, pueden afectar la elasticidad de la piel y la integridad estructural del tejido mamario. Al adoptar un enfoque equilibrado para controlar el peso, puede promover la salud y la resistencia a largo plazo de su busto.

Factores ambientales y opciones de estilo de vida

Los factores ambientales externos, como la exposición al sol y la contaminación, pueden influir en la salud y la elasticidad de la piel. Exploraremos cómo las opciones de estilo de vida, como usar protector solar y minimizar la exposición a los contaminantes, pueden proteger el área del busto del envejecimiento prematuro y mantener su vitalidad.

Hábitos de estilo de vida sostenibles para la elasticidad del busto

La incorporación de hábitos de vida sostenibles es fundamental para mantener los beneficios en el tiempo. Discutiremos estrategias para crear cambios duraderos que se alineen con sus valores y objetivos. Al adoptar hábitos que apoyen la elasticidad del busto y la salud en general, puede contribuir al bienestar a largo plazo de su busto.

A medida que navega por la intrincada red de factores de estilo de vida, obtendrá una comprensión más profunda de cómo sus elecciones diarias afectan la elasticidad y la apariencia de su busto. Al tomar decisiones informadas y adoptar un enfoque holístico del bienestar, puede crear un estilo de vida que nutra la salud y la vitalidad de su busto en los años venideros.

Capítulo 8:
Sujetadores y soporte para el busto

En este capítulo, ahondamos en el papel fundamental que desempeñan los sostenes para brindar el soporte adecuado, la comodidad y el mantenimiento de la elasticidad del busto. Usar el tipo correcto de sostén puede afectar significativamente la salud, la apariencia y el bienestar general de los senos. Al comprender la importancia de la selección, el ajuste y el cuidado del sostén, puede asegurarse de que su busto reciba el soporte necesario para mantener su elasticidad y vitalidad.

La importancia del soporte adecuado del busto

Comenzamos explorando por qué el soporte adecuado del busto es esencial para mantener la salud y la elasticidad del tejido mamario. Discutiremos cómo los sostenes ayudan a distribuir el peso, reducen la tensión y previenen la flacidez, factores que influyen directamente en la apariencia y la comodidad del busto. Al reconocer la importancia de un soporte adecuado, puede tomar decisiones informadas al elegir sujetadores.

Tipos de sujetadores y su impacto en la salud del busto

Profundizaremos en diferentes tipos de sujetadores, como sujetadores deportivos, sujetadores con aros y sujetadores inalámbricos, y analizaremos sus beneficios y consideraciones específicos para el soporte del busto. Exploraremos cómo cada tipo de sostén afecta la circulación, el movimiento y la salud general de los senos. Al comprender las características de varios sujetadores, puede elegir las opciones más adecuadas para sus necesidades.

Ajuste del sujetador y elasticidad del busto

Un sostén que le quede bien es crucial para brindar un soporte óptimo y evitar una tensión innecesaria en el tejido mamario. Te guiaremos a través del proceso de encontrar la talla de sujetador adecuada, incluidas las técnicas de medición y los signos de un sujetador que no te queda bien. Al usar sostenes que se ajustan correctamente, puede minimizar el riesgo de incomodidad y posibles efectos negativos en la elasticidad del busto.

El impacto de los sujetadores deportivos en la elasticidad del busto

El ejercicio y la actividad física requieren un apoyo especializado para mantener la salud del busto durante el movimiento. Discutiremos la importancia de los sostenes deportivos para prevenir el rebote excesivo y la tensión en el tejido mamario. Exploraremos cómo los sostenes deportivos contribuyen a mantener la elasticidad del busto durante los entrenamientos y las actividades.

Bras y mejora de la postura

Los sostenes que se ajustan correctamente también pueden tener un impacto positivo en la postura. Discutiremos cómo los sostenes con el soporte adecuado pueden promover una mejor postura al distribuir el peso y fomentar una postura erguida. Una mejor postura puede contribuir a la salud del busto, la alineación general del cuerpo y la apariencia.

Elegir sujetadores para diferentes ocasiones

Diferentes actividades y atuendos requieren diferentes tipos de sostenes. Brindaremos orientación sobre la selección de sostenes apropiados para diversas ocasiones, desde el uso diario hasta eventos especiales, y analizaremos cómo estas opciones pueden influir en la salud y la comodidad del busto. Al tener una gama de sujetadores que se adaptan a diferentes necesidades, puede garantizar un apoyo y una comodidad constantes.

Cuidado y longevidad del sostén

Mantener la calidad y funcionalidad de sus sostenes es esencial para el soporte continuo del busto. Compartiremos consejos para el cuidado adecuado de los sostenes, incluidas consideraciones sobre el lavado, el almacenamiento y la vida útil. Al cuidar sus sostenes, puede asegurarse de que brinden un soporte confiable y contribuyan a la elasticidad a largo plazo de su busto.

Abrazando el tiempo sin sostén

Si bien el soporte adecuado del sostén es crucial, hay casos en los que no usar sostén puede ser beneficioso. Exploraremos la importancia de permitir que su busto respire y los beneficios potenciales de no usar sostén por períodos cortos. Al encontrar un equilibrio entre el uso de sostén de apoyo y el tiempo libre de sostén, puede contribuir a la salud y comodidad del busto.

Opciones de estilo de vida y sostén

Discutiremos cómo los factores del estilo de vida, como el nivel de actividad, las preferencias de vestuario y la comodidad, deben guiar sus elecciones de sostén. Al alinear su selección de sujetadores con sus actividades y preferencias diarias, puede garantizar un soporte constante y adecuado que promueva la elasticidad del busto y el bienestar general.

A medida que navegue por el mundo de los sostenes y el soporte del busto, obtendrá una comprensión más profunda de cómo las elecciones y el ajuste adecuados del sostén contribuyen a la elasticidad, la comodidad y la apariencia de su busto. Si selecciona sostenes que ofrezcan el soporte adecuado para sus necesidades y los cuide, podrá mantener la salud y la vitalidad de su busto en los años venideros.

Capítulo 9: Remedios naturales y suplementos herbales

En este capítulo, exploramos el ámbito de los remedios naturales y los suplementos herbales como contribuyentes potenciales para la salud y la elasticidad del busto. Los remedios naturales y las hierbas se han utilizado durante siglos para promover el bienestar y abordar diversos problemas de salud. Examinaremos cómo se cree que ciertas plantas, hierbas y sustancias naturales influyen en la salud del busto y ofreceremos información sobre sus posibles beneficios y consideraciones.

Explorando la tradición herbaria

Comenzamos profundizando en el uso histórico y cultural de las hierbas y remedios naturales para la salud y la belleza. Discutiremos cómo varias culturas han adoptado las tradiciones herbales y las han integrado en las prácticas diarias. Comprender las raíces de la herboristería proporciona un contexto para explorar su papel potencial en el mantenimiento de la salud del busto.

Hierbas y plantas para la salud del busto

Exploraremos hierbas y plantas específicas que tradicionalmente se asocian con el apoyo a la salud y la elasticidad de los senos. Los ejemplos pueden incluir fenogreco, hinojo, trébol rojo, ñame silvestre y palma enana americana. Discutiremos los mecanismos potenciales a través de los cuales estas hierbas pueden afectar el equilibrio hormonal, la producción de colágeno y el bienestar general de los senos.

Beneficios potenciales de los suplementos herbales

Se cree que ciertos suplementos herbales contribuyen a la salud y elasticidad de los senos a través de sus propiedades únicas. Discutiremos cómo estos suplementos pueden interactuar con el cuerpo e influir en factores como la regulación hormonal, la circulación y el soporte de los tejidos. Al comprender los beneficios potenciales, puede tomar decisiones informadas sobre la incorporación de suplementos herbales en su rutina.

Consideraciones y Seguridad

Si bien los remedios a base de hierbas ofrecen beneficios potenciales, es importante abordarlos con precaución y conciencia. Discutiremos consideraciones como la dosis, las interacciones con los medicamentos y los posibles efectos secundarios. Se recomienda consultar con un profesional de la salud antes de introducir suplementos herbales para garantizar su compatibilidad con su perfil de salud individual.

Apoyo nutricional de tés de hierbas

Los tés de hierbas pueden proporcionar una forma relajante y nutritiva de incorporar hierbas a su rutina. Exploraremos los tés de hierbas que son conocidos por sus beneficios potenciales para la salud de los senos, como la raíz de diente de león, la hoja de frambuesa roja y el té de fenogreco. Estos tés ofrecen un medio agradable e hidratante para adoptar el apoyo de las hierbas.

Remedios caseros a base de hierbas y aplicaciones tópicas

Brindaremos orientación sobre cómo preparar y usar remedios caseros a base de hierbas, como aceites o cremas con infusión de hierbas, para aplicación externa en el área del busto. Estos tratamientos tópicos pueden proporcionar nutrición e hidratación a la piel, contribuyendo a su elasticidad y salud en general.

Equilibrar los enfoques herbales con otras estrategias

Los remedios herbales pueden complementar otros factores del estilo de vida que hemos explorado en capítulos anteriores. Discutiremos cómo el apoyo a base de hierbas puede alinearse con prácticas como el cuidado de la piel, el ejercicio y la postura adecuada. Al integrar los remedios a base de hierbas en un enfoque integral, puede crear un régimen completo que aborde varios aspectos de la salud del busto.

Abrazando el bienestar holístico

En última instancia, la integración de remedios naturales y suplementos de hierbas se alinea con un enfoque holístico del bienestar. Discutiremos cómo la perspectiva holística reconoce la interconexión de los aspectos físicos, emocionales y espirituales de la salud. Al abrazar el bienestar holístico, puede crear un ambiente armonioso y equilibrado que apoye la elasticidad y vitalidad de su busto.

Consulta con Profesionales de la Salud

A lo largo de este capítulo, enfatizamos la importancia de consultar con profesionales de la salud antes de introducir suplementos o remedios a base de hierbas en su rutina. Su experiencia puede ayudarlo a tomar decisiones informadas que se alineen con sus necesidades y objetivos de salud individuales.

A medida que explora el mundo de los remedios naturales y los suplementos herbales, obtendrá información sobre cómo estas prácticas tradicionales pueden contribuir potencialmente a la salud y la elasticidad del busto. Al abordar el apoyo a base de hierbas con atención plena, consideración y una perspectiva holística, puede crear un enfoque integral para mantener la salud y la vitalidad de su busto.

Capítulo 10: Intervenciones quirúrgicas y médicas

En este capítulo, profundizamos en el ámbito de las intervenciones quirúrgicas y médicas como opciones para abordar la salud, apariencia y elasticidad del busto. Si bien los capítulos anteriores se han centrado en enfoques naturales y de estilo de vida, es importante reconocer que las intervenciones médicas también pueden desempeñar un papel en la mejora de la elasticidad del busto. Exploraremos varias opciones quirúrgicas y médicas, sus posibles beneficios, consideraciones y la importancia de tomar decisiones informadas.

Introducción a las Intervenciones Quirúrgicas y Médicas

Comenzamos brindando una descripción general de las intervenciones quirúrgicas y médicas disponibles para las personas que buscan mejorar o tratar la salud y la elasticidad del busto. Desde procedimientos quirúrgicos hasta tratamientos mínimamente invasivos, analizaremos la gama de opciones disponibles y sus posibles resultados.

Cirugía de Aumento y Reducción de Senos

Exploraremos la cirugía de aumento de senos, que consiste en aumentar el tamaño de los senos mediante implantes o transferencia de grasa. Además, hablaremos sobre la cirugía de reducción mamaria, cuyo objetivo es reducir el tamaño de los senos y mejorar la comodidad. Ambos procedimientos pueden tener un impacto en la apariencia del busto y la distribución del tejido mamario.

Cirugía de Levantamiento de Senos (Mastopexia)

La cirugía de levantamiento de senos, también conocida como mastopexia, es un procedimiento diseñado para levantar y remodelar los senos caídos. Discutiremos cómo esta cirugía puede abordar los problemas relacionados con la elasticidad del busto, particularmente en los casos en que se ha producido flacidez debido a factores como el embarazo, la pérdida de peso o el envejecimiento.

Lipofilling y Transferencia de Grasa

El lipofilling, o transferencia de grasa, implica el uso de las propias células grasas de una persona para mejorar el tamaño y la forma de los senos. Exploraremos cómo este procedimiento mínimamente invasivo puede afectar la apariencia del busto y contribuir potencialmente a la elasticidad del busto.

Tratamientos y procedimientos no quirúrgicos

Más allá de las opciones quirúrgicas, analizaremos tratamientos y procedimientos no quirúrgicos que pueden abordar la salud y la elasticidad del busto.

Estos pueden incluir terapia de ultrasonido, tratamientos de radiofrecuencia y terapias con láser. Exploraremos sus posibles beneficios, mecanismos y consideraciones.

Consideraciones del paciente y toma de decisiones

Tomar la decisión de someterse a una intervención quirúrgica o médica es una elección importante. Discutiremos consideraciones importantes como la candidatura, los riesgos, los beneficios, la recuperación y los resultados esperados. Haremos hincapié en la importancia de la investigación exhaustiva, la consulta con profesionales calificados y la toma de decisiones informada.

Enfoque holístico de las intervenciones

Exploraremos cómo las intervenciones quirúrgicas y médicas pueden integrarse en un enfoque holístico del bienestar. Si bien estas intervenciones ofrecen beneficios específicos, son más efectivas cuando se combinan con otros factores como el estilo de vida, el cuidado de la piel y el ejercicio. Un enfoque integral respalda la salud y la vitalidad del busto a largo plazo.

Consulta con Profesionales de la Salud

A lo largo de este capítulo, enfatizamos la importancia crítica de consultar con profesionales de la salud calificados. Ya sea que esté considerando la cirugía o los tratamientos no quirúrgicos, una consulta exhaustiva garantiza que reciba información precisa, recomendaciones personalizadas y una comprensión clara de las opciones disponibles.

Enfoque personalizado y empoderamiento

El viaje de cada individuo es único y no existe una solución única para todos. Lo alentamos a considerar sus objetivos personales, preferencias y circunstancias de salud al explorar intervenciones quirúrgicas y médicas. Al adoptar un enfoque empoderado e informado, puede tomar decisiones que se alineen con sus aspiraciones de salud y elasticidad del busto.

A medida que explora el mundo de las intervenciones quirúrgicas y médicas, obtendrá información sobre las posibles opciones disponibles para mejorar la salud y la elasticidad del busto. Al abordar estas intervenciones con una cuidadosa consideración, consulta y una perspectiva holística, puede tomar decisiones que respalden sus objetivos individuales y contribuyan a su bienestar general.

Capítulo 11: Aceptar la positividad corporal y el autocuidado

En este capítulo final, cambiamos nuestro enfoque hacia los aspectos emocionales y psicológicos de la salud y elasticidad del busto. Abrazar la positividad corporal y practicar el cuidado personal son componentes fundamentales del bienestar general que impactan directamente en cómo percibes, cuidas y nutres tu cuerpo. Al fomentar una relación positiva con su cuerpo y priorizar las prácticas de cuidado personal, puede mejorar la elasticidad de su busto y contribuir a una vida más saludable y plena.

Comprender la positividad corporal

Comenzamos explorando el concepto de positividad corporal, un movimiento que promueve la autoaceptación, el amor propio y el aprecio por todos los tipos de cuerpo. Discutiremos la importancia de reconocer y desafiar los estándares sociales de belleza que pueden influir en la imagen corporal. Aceptar la positividad corporal lo alienta a celebrar la singularidad de su cuerpo y a cultivar una autopercepción positiva.

Imagen Corporal y Salud del Busto

Profundizaremos en cómo la imagen corporal influye no solo en su bienestar emocional sino también en su salud física, incluida la elasticidad del busto. La imagen corporal negativa y la autocrítica pueden contribuir al estrés, lo que a su vez puede afectar el equilibrio hormonal y la salud en general. Al fomentar una imagen corporal positiva, crea un entorno de apoyo para la salud del busto y la vitalidad general.

El papel del autocuidado en la salud del busto

El autocuidado abarca una variedad de prácticas que priorizan su bienestar mental, emocional y físico. Exploraremos cómo los rituales de cuidado personal, como la atención plena, la meditación, escribir un diario y pasar tiempo en la naturaleza, pueden tener un impacto positivo en los niveles de estrés, la regulación hormonal y, en última instancia, en la salud. Participar en actividades regulares de cuidado personal apoya el bienestar general del cuerpo, incluida la zona del busto.

Cultivando el Amor Propio y la Confianza

Discutiremos estrategias para cultivar el amor propio y la confianza, que son componentes esenciales de una imagen corporal saludable. Abrazar las autoafirmaciones, la gratitud y el diálogo interno positivo puede contribuir a una sensación de empoderamiento y aprecio por la resiliencia y la singularidad de su cuerpo.

Superación de patrones de pensamiento negativos

Los patrones de pensamiento negativos pueden socavar la positividad corporal y los esfuerzos de cuidado personal. Exploraremos técnicas para desafiar y reformular pensamientos negativos relacionados con la imagen corporal. Al adoptar una perspectiva más compasiva y realista, puedes liberarte de la autocrítica y crear una mentalidad más enriquecedora.

Alimentación consciente y nutrición intuitiva

La alimentación consciente y la nutrición intuitiva implican prestar atención a las señales de tu cuerpo y responder a sus necesidades con amabilidad. Discutiremos cómo estas prácticas pueden apoyar una relación saludable con los alimentos y contribuir al equilibrio hormonal, la digestión y el bienestar general, incluida la salud del busto.

Celebrando el viaje de tu cuerpo

Abrazar la positividad corporal implica reconocer y celebrar el viaje de tu cuerpo y las experiencias que le han dado forma. Discutiremos la importancia de reconocer los cambios por los que ha pasado su cuerpo y apreciar su resiliencia. Esta perspectiva contribuye a una sensación de aceptación y gratitud por tu cuerpo, incluido tu busto.

Bienestar Holístico y Salud Emocional

Finalmente, exploraremos la interconexión de la salud emocional y el bienestar físico. Al priorizar el bienestar emocional, crea un entorno que impacta positivamente en el equilibrio hormonal, los niveles de estrés y la salud en general. Un enfoque holístico que nutre tanto sus necesidades emocionales como físicas contribuye a la elasticidad y vitalidad de su busto.

Aceptando tu viaje único

En este capítulo, te animamos a abrazar tu viaje único hacia la salud y la elasticidad del busto. Al practicar la positividad corporal, el cuidado personal y cultivar una relación amorosa con su cuerpo, puede crear un entorno armonioso y enriquecedor que respalde su bienestar en todos los aspectos de la vida.

A medida que explore los conceptos de positividad corporal y cuidado personal, obtendrá información valiosa sobre cómo estas prácticas contribuyen a la salud, la elasticidad y el bienestar general del busto. Al fomentar una relación positiva y compasiva con tu cuerpo, te embarcas en un viaje de empoderamiento, autodescubrimiento y vitalidad duradera.

Capítulo 12: Mantenimiento y estrategias a largo plazo

En el capítulo final del libro, nos enfocamos en el mantenimiento y las estrategias a largo plazo para preservar la elasticidad, salud y apariencia de su busto. Así como el cuidado constante es esencial para el bienestar general, la atención continua a la salud del busto es crucial para mantener los resultados que ha logrado y promover una vitalidad duradera. Analizaremos una serie de prácticas, hábitos y consideraciones que la ayudarán a mantener sus esfuerzos y continuar disfrutando de los beneficios de una mayor elasticidad del busto.

Creando una Rutina Sustentable

Comenzamos enfatizando la importancia de crear una rutina sostenible que se alinee con su estilo de vida y metas. Exploraremos cómo la consistencia en el cuidado de la piel, el ejercicio, la nutrición y otros aspectos del cuidado del busto contribuyen a los resultados a largo plazo. Desarrollar hábitos que puedas mantener con el tiempo asegura que tus esfuerzos para mejorar la elasticidad del busto sigan siendo efectivos.

Autoevaluación de busto regular

Discutiremos el valor de la autoevaluación regular como un medio para rastrear los cambios en la salud y apariencia del busto. Al evaluar periódicamente la elasticidad de su busto, la textura de la piel y el bienestar general, puede identificar cualquier cambio o inquietud y ajustar su rutina en consecuencia. La autoevaluación le permite abordar de manera proactiva cualquier cambio y continuar nutriendo la salud de su busto.

Adaptándose a las etapas de la vida

A lo largo de la vida, su cuerpo sufre varios cambios que pueden afectar la salud del busto. Exploraremos cómo las diferentes etapas de la vida, como la pubertad, el embarazo, la menopausia y el envejecimiento, pueden influir en la elasticidad y apariencia del busto. Discutiremos estrategias para adaptar su rutina de atención para adaptarse a estas transiciones y mantener la salud del busto en cada etapa.

Incorporación de aprendizajes de capítulos anteriores

Revisaremos los puntos clave de los capítulos anteriores del libro y discutiremos cómo integrarlos en su rutina de mantenimiento continuo. Ya se trate de prácticas de cuidado de la piel, rutinas de ejercicio, mejora de la postura o bienestar emocional, cada aspecto contribuye a la salud y elasticidad general de su busto.

Profesionales de consultoría según sea necesario

Las consultas regulares con profesionales de la salud, como dermatólogos, expertos en acondicionamiento físico, nutricionistas y ginecólogos, siguen siendo valiosas a lo largo de su viaje. Discutiremos cómo la búsqueda de orientación y evaluaciones de expertos puede ayudarlo a ajustar su enfoque y garantizar que esté en el buen camino para mantener la salud y la elasticidad del busto.

** Mentalidad y paciencia a largo plazo **

Mantener la salud y la elasticidad del busto es un compromiso a largo plazo que requiere paciencia y una mentalidad positiva. Exploraremos cómo cultivar una perspectiva a largo plazo y aceptar el viaje, con sus altibajos, contribuye a obtener resultados sostenibles. Al reconocer que los cambios toman tiempo, puede mantenerse motivado y enfocado en sus metas.

Celebración del Progreso y Rituales de Autocuidado

Discutiremos la importancia de celebrar su progreso y los hitos en el camino. Los rituales de cuidado personal, ya sea un baño relajante, un regalo especial o un momento de atención plena, contribuyen al bienestar emocional y fomentan una sensación de logro. Celebrar tus esfuerzos aumenta tu motivación para seguir cuidando la salud de tu busto.

Comunidad solidaria y responsabilidad

Tener una comunidad o un socio de apoyo puede reforzar su compromiso de mantener la salud del busto. Exploraremos cómo compartir sus metas, progreso y desafíos con otros puede brindar responsabilidad, aliento y un sentido de camaradería. Conectarse con personas de ideas afines puede hacer que el viaje sea más placentero y gratificante.

Viaje de por vida de autocuidado

Por último, reflexionaremos sobre cómo mantener la salud y la elasticidad del busto es parte de un viaje más amplio de autocuidado y bienestar. Al adoptar un enfoque holístico de la salud, invierte en su vitalidad y calidad de vida en general. Su compromiso con el autocuidado y el mantenimiento es una expresión continua de amor propio y empoderamiento.

A medida que se embarca en el camino del mantenimiento y las estrategias a largo plazo, obtendrá una comprensión más profunda de cómo el cuidado constante, la adaptación y una mentalidad positiva contribuyen a la salud y elasticidad duraderas de su busto. Al aceptar este viaje como una parte integral de su vida, puede continuar disfrutando de los beneficios de una mayor vitalidad del busto y bienestar general.